CATALOGUE DES PIÈCES

DU

MUSÉE DUPUYTREN

PUBLIÉ

Sous les auspices de la Faculté de médecine de Paris

PAR

M. HOUEL

CONSERVATEUR DES COLLECTIONS DE LA FACULTÉ DE MÉDECINE DE PARIS
AGRÉGÉ DE LA FACULTÉ
CHEVALIER DE LA LÉGION D'HONNEUR
MEMBRE DE LA SOCIÉTÉ DE CHIRURGIE, DE LA SOCIÉTÉ DE BIOLOGIE
ET DE LA SOCIÉTÉ ANATOMIQUE

ATLAS DU TOME TROISIÈME

16 PLANCHES — 32 PIÈCES

PARIS

PAUL DUPONT
ÉDITEUR
41, rue Jean-Jacques-Rousseau.

G. MASSON, ÉDITEUR
LIBRAIRE DE L'ACADÉMIE DE MÉDECINE
Boulevard Saint-Germain, en face l'École-de-Médecine

1878

CATALOGUE DES PIÈCES

DU

MUSÉE DUPUYTREN

CATALOGUE DES PIÈCES

DU

MUSÉE DUPUYTREN

PUBLIÉ

Sous les auspices de la Faculté de médecine de Paris

PAR

M. HOUEL

CONSERVATEUR DES COLLECTIONS DE LA FACULTÉ DE MÉDECINE DE PARIS
AGRÉGÉ DE LA FACULTÉ
CHEVALIER DE LA LÉGION D'HONNEUR
MEMBRE DE LA SOCIÉTÉ DE CHIRURGIE, DE LA SOCIÉTÉ DE BIOLOGIE
ET DE LA SOCIÉTÉ ANATOMIQUE

ATLAS DU TOME TROISIÈME

16 PLANCHES — 32 PIÈCES

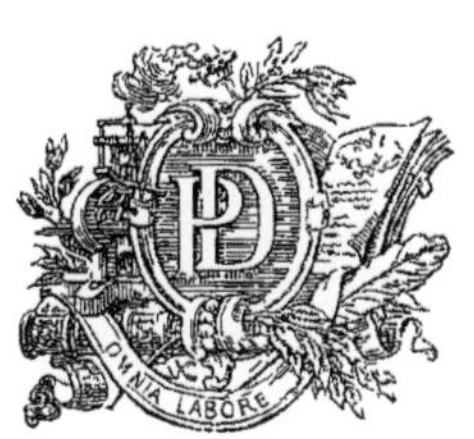

PARIS

PAUL DUPONT
ÉDITEUR
41, rue Jean-Jacques-Rousseau.

G. MASSON, ÉDITEUR
LIBRAIRE DE L'ACADÉMIE DE MÉDECINE
Boulevard Saint-Germain, en face l'École-de-Médecine

1878

SYSTÈME OSSEUX

ATAXIE LOCOMOTRICE

Musée Dupuytren

Planche N° 51

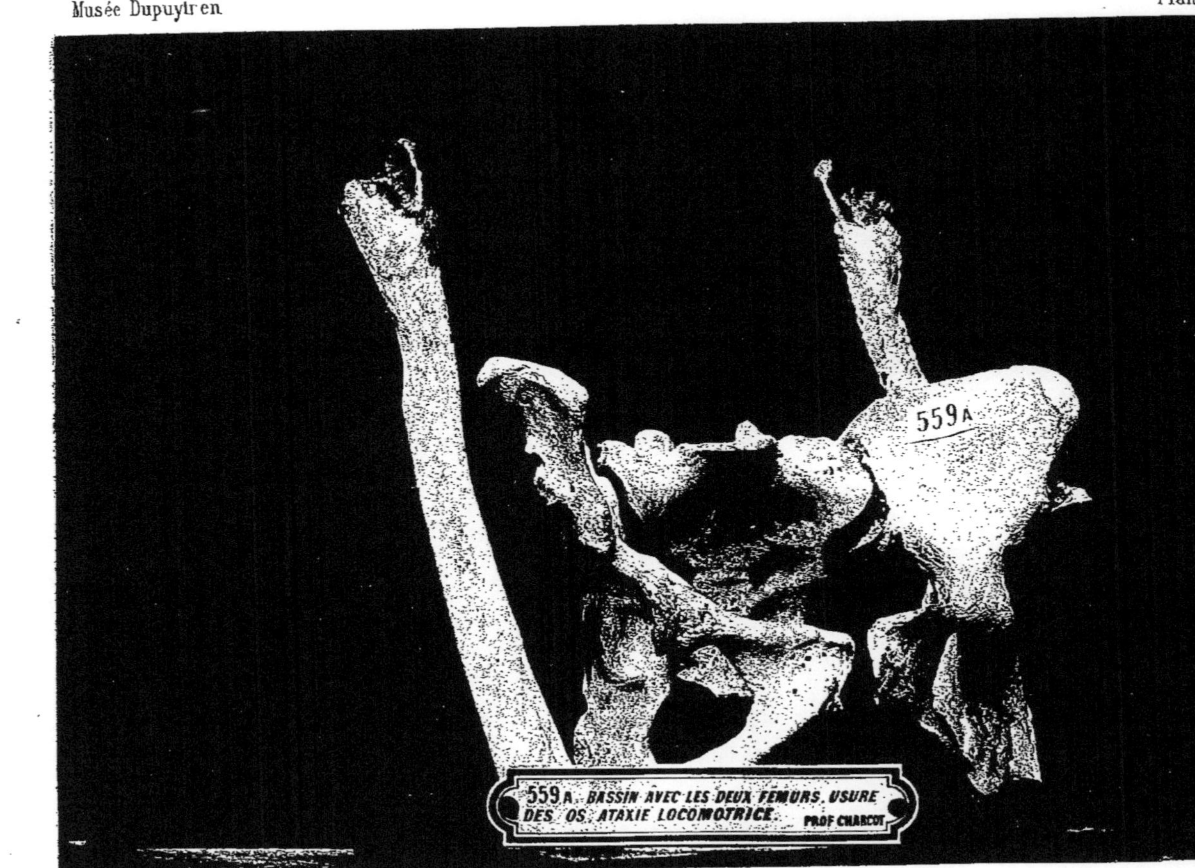

Phototypie, 15, quai Voltaire, Paris.

PAUL DUPONT, Editeur.

Cliché de Pierre Petit.

SYSTÈME OSSEUX

ARTHRITE SÈCHE ET LUXATION

Musée Dupuytren

Planche Nº 52

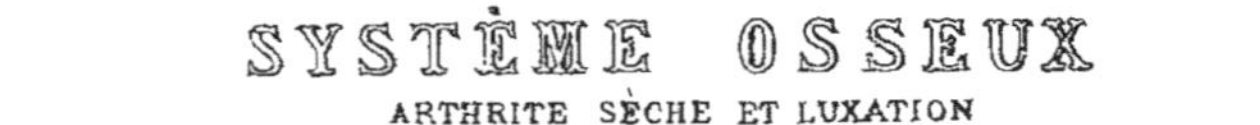

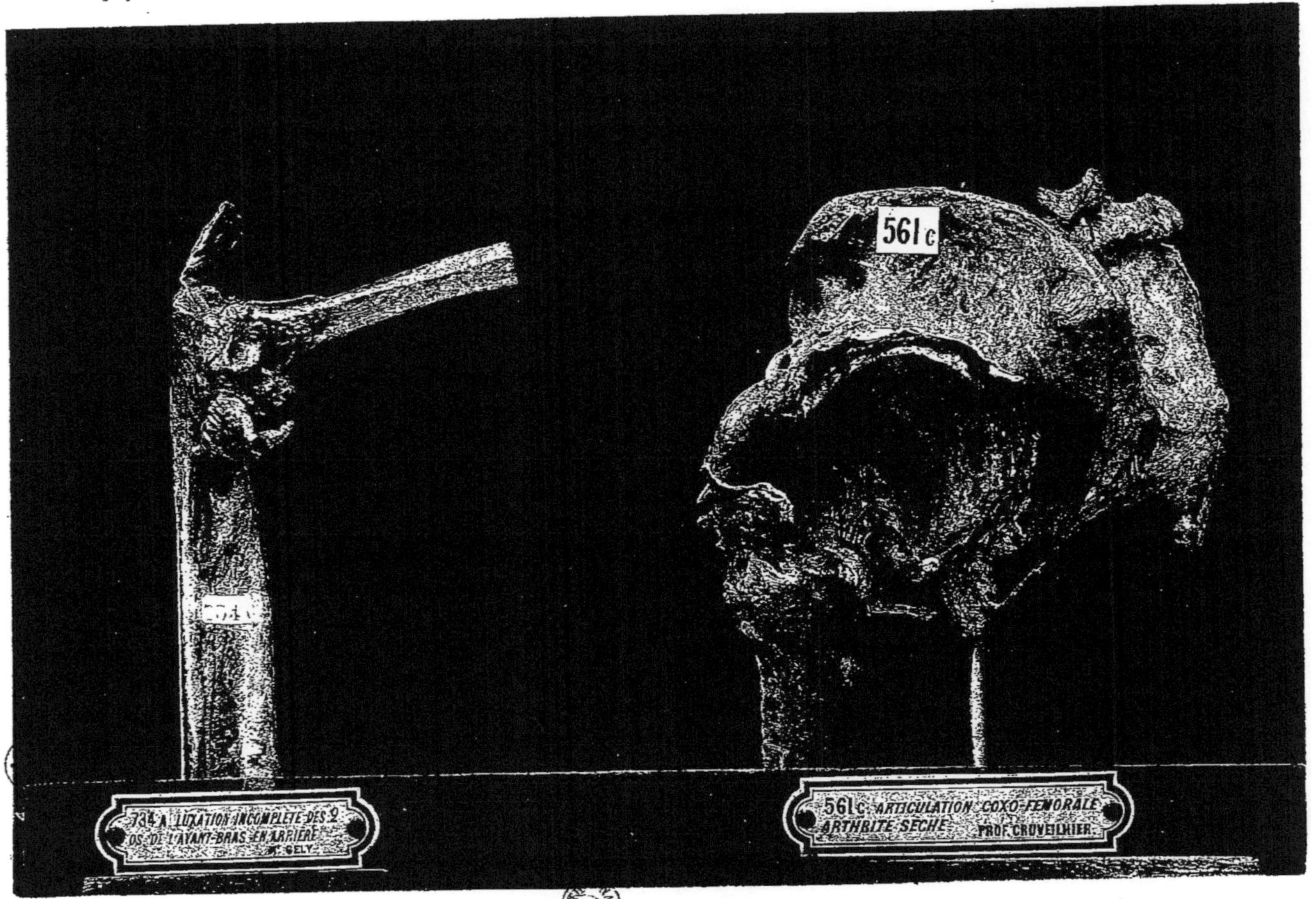

734 A LUXATION INCOMPLETE DES 2 OS DE L'AVANT-BRAS EN ARRIÈRE GELY

561 c ARTICULATION COXO-FÉMORALE ARTHRITE SÈCHE PROF. CRUVEILHIER

561 c

SYSTÈME OSSEUX

ARTHRITE SECHE ET LUXATION COXO-FÉMORALE CONGÉNITALE

Planche N° 53

Musé. Dupuytren

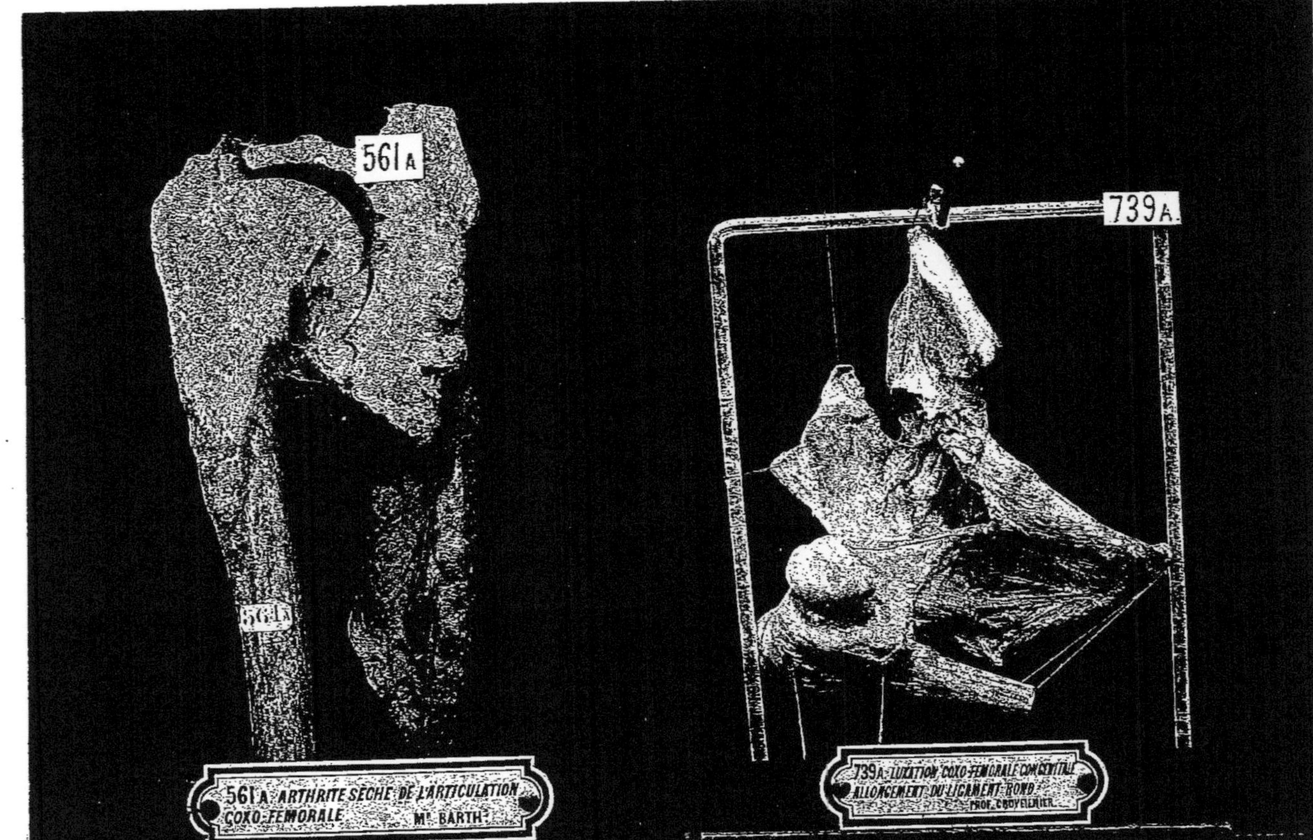

SYSTÈME OSSEUX

ARTHRITE SÈCHE ET FRACTURE DU CARTILAGE

Musée Dupuytren

Planche N° 54

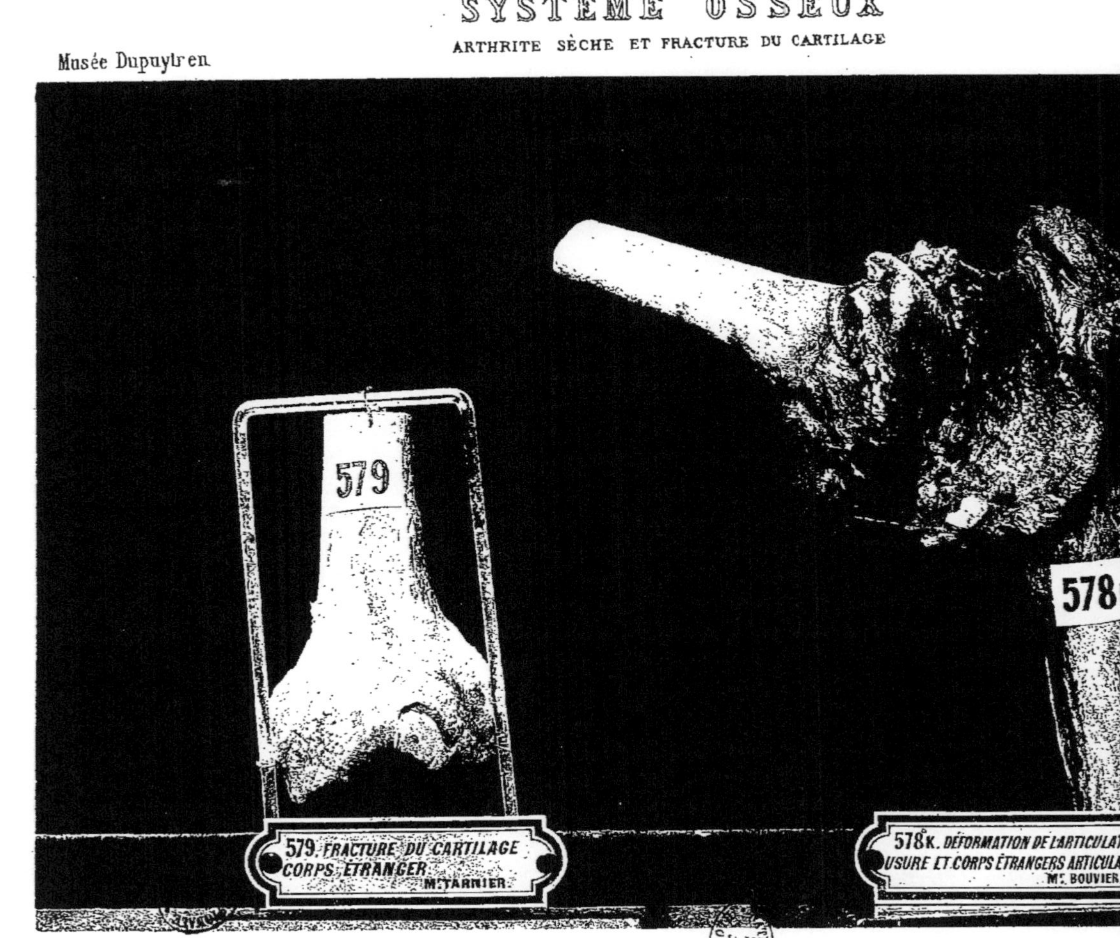

Cliché de Pierre Petit.

SYSTÈME OSSEUX

ANKYLOSE DE LA COLONNE VERTÉBRALE

Musée Dupuytren

Planche N° 55

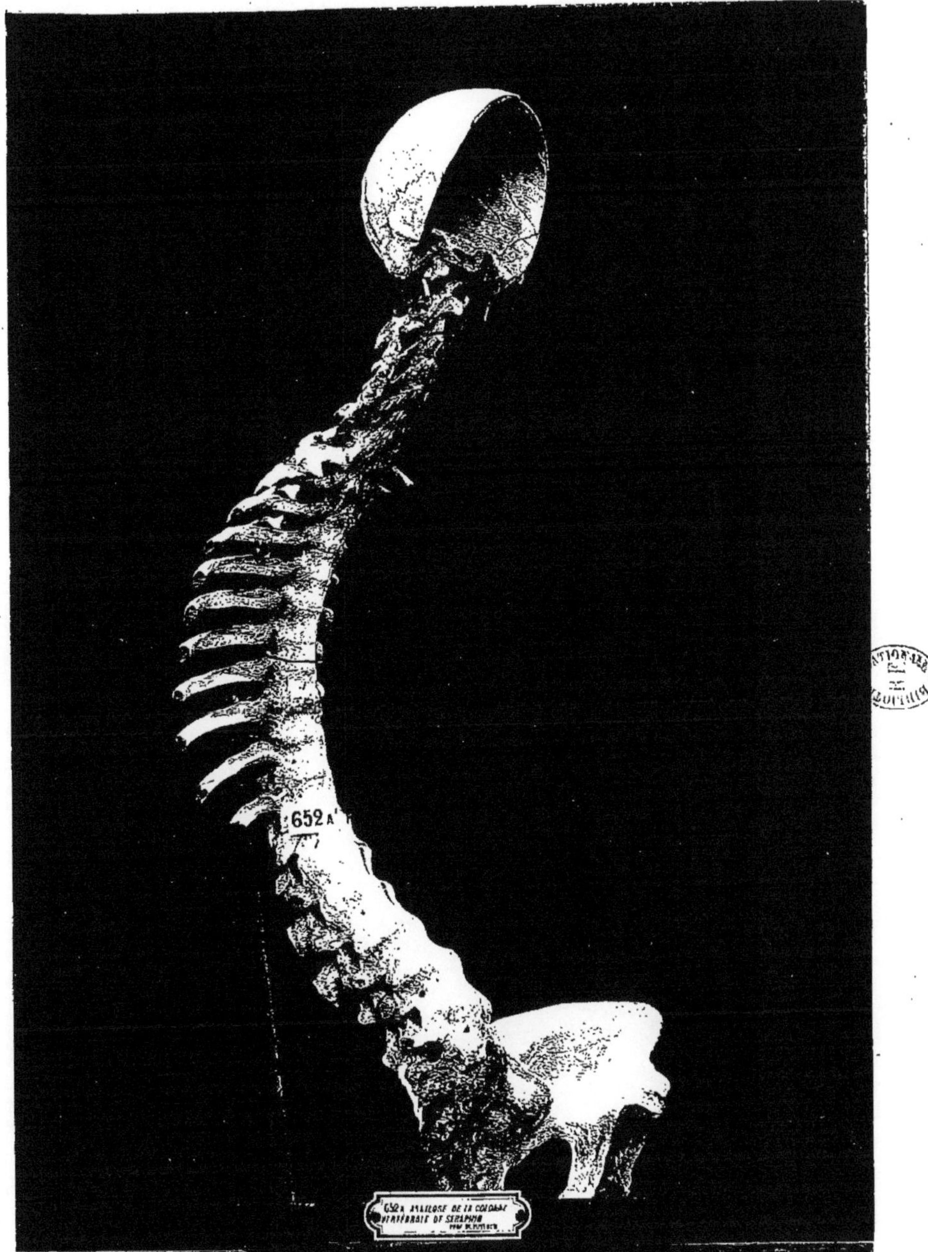

Phototypie, 15, quai Voltaire, Paris. PAUL DUPONT, Editeur. Cliché de Pierre Petit.

SYSTÈME OSSEUX

LUXATION COXO-FÉMORALE

Musée Dupuytren

Planche N° 56

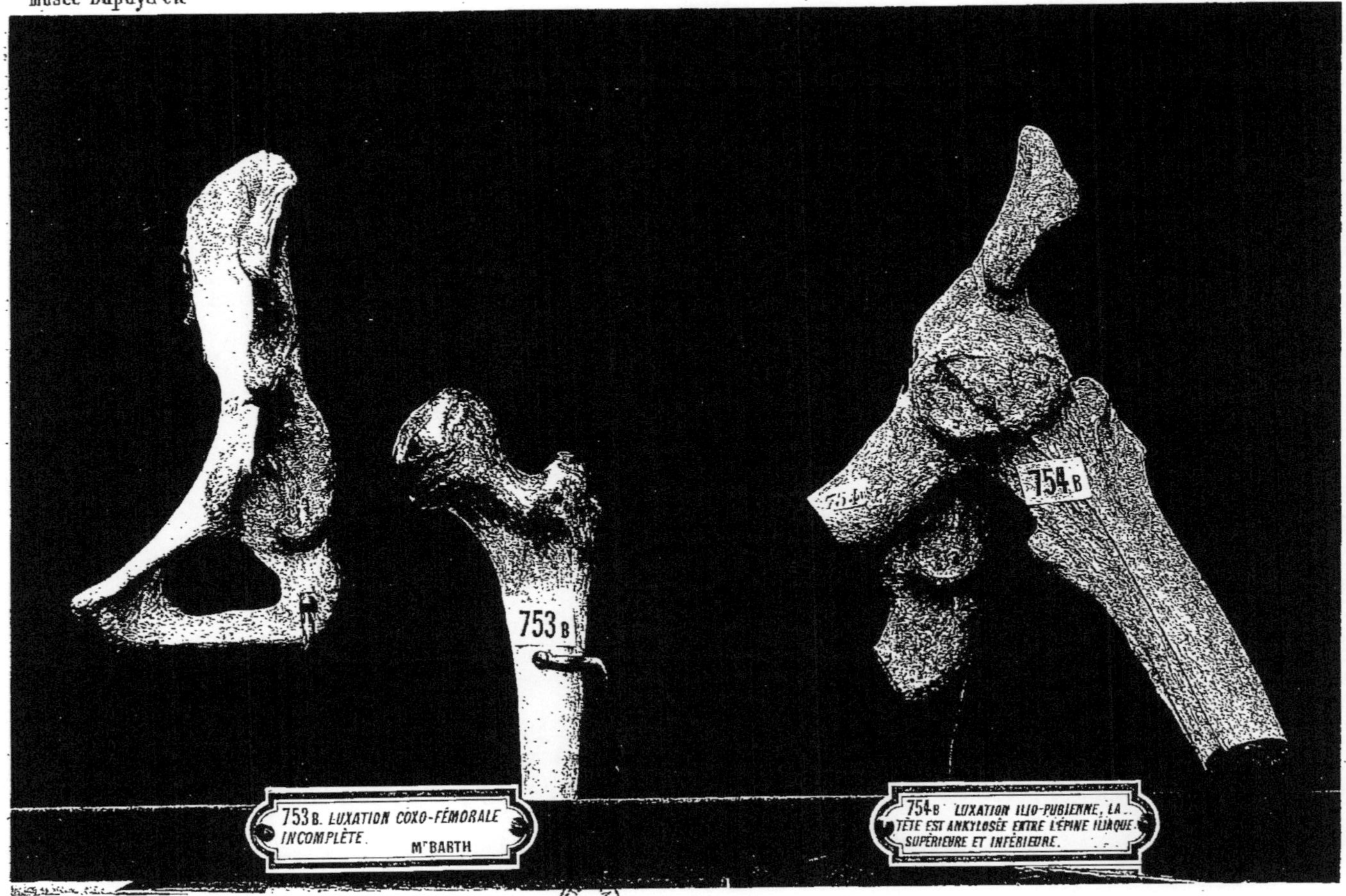

Phototypie 15, quai Voltaire Paris

PAUL DUPONT Éditeur

Cliché de Pierre Petit.

SYSTÈME OSSEUX

LUXATION DU FÉMUR DANS LE TROU OVALAIRE

Musée Dupuytren

Planche N° 57

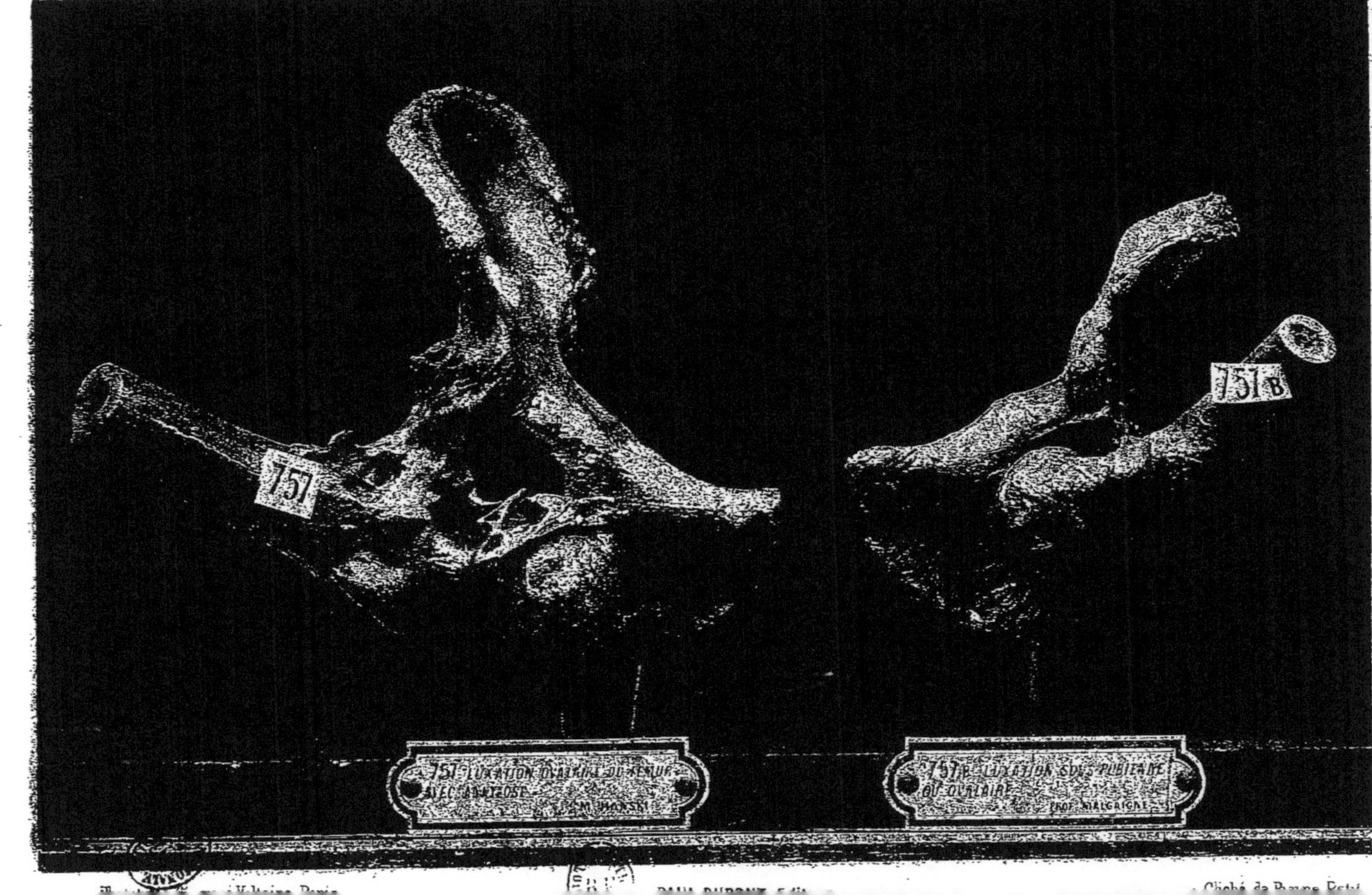

SYSTÈME OSSEUX

LUXATIONS DU PIED

Musée Dupuytren

Planche N° 58

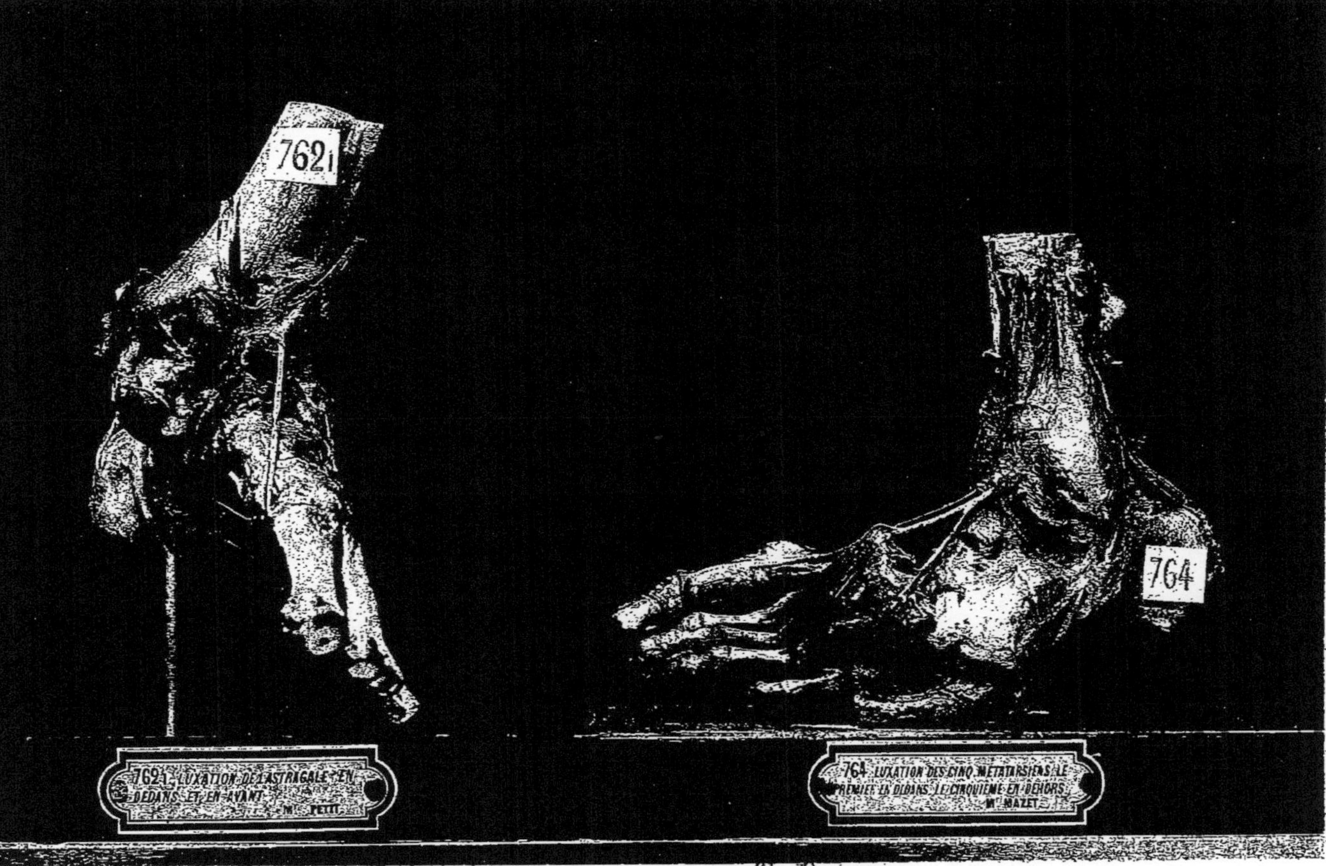

SYSTÈME OSSEUX

LUXATIONS ET FRACTURES DU BASSIN

Musée Dupuytren

Planche N° 59

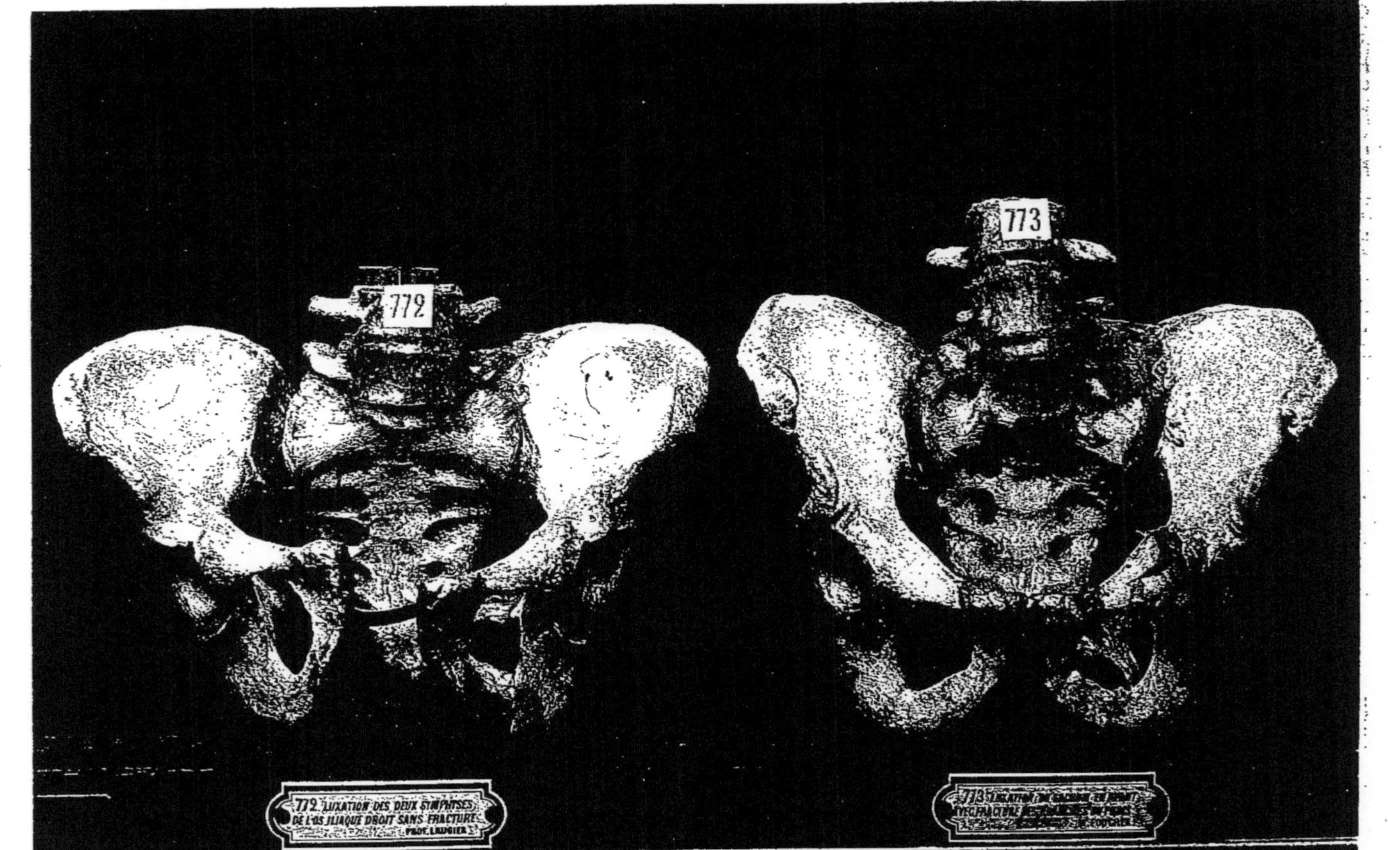

Phototypie, 15, quai Voltaire, Paris.

PAUL DUPONT, Éditeur.

Cliché de Pierre Petit.

SYSTEME MUSCULAIRE

Musée Dupuytren

ARRACHEMENT DE LA MAIN ET DES TENDONS

Planche N° 60

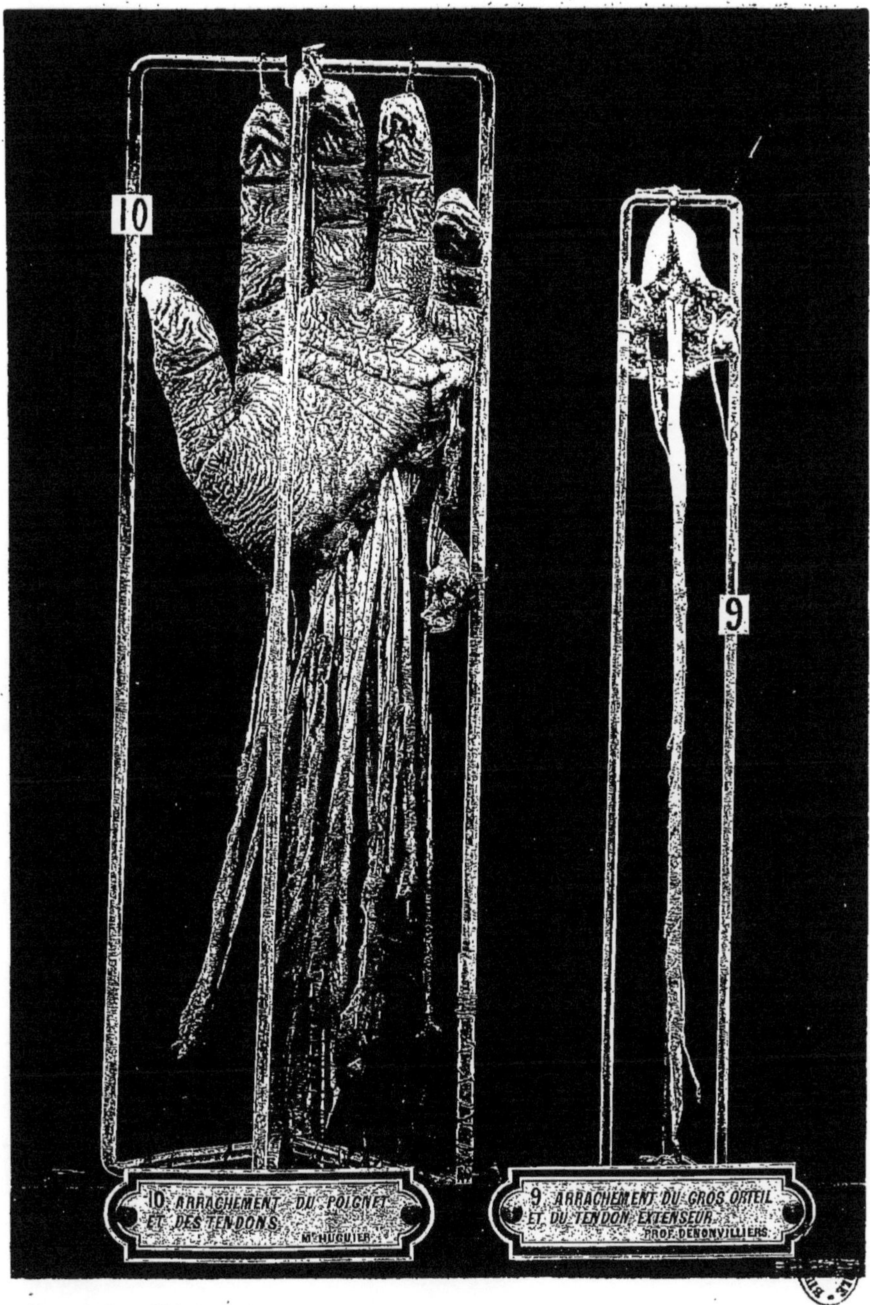

Phototypie, 15, quai Voltaire, Paris. PAUL DUPONT, Editeur. Cliché de Pierre Petit.

SYSTÈME NERVEUX

HERNIE DU CERVEAU ET SPINA-BIFIDA

Musée Dupuytren

Planche N° 61

2

2. ENCÉPHALOCÈLE SITUÉ A LA RACINE DU NEZ. PROF. DOLBEAU.

22

22. SPINA-BIFIDA EXOSTOSE CARTILAGINEUSE. Mrs SCRIBE & HOUEL.

SYSTÈME NERVEUX

HERNIE DU CERVELET

Musée Dupuytren

Planche N° 62

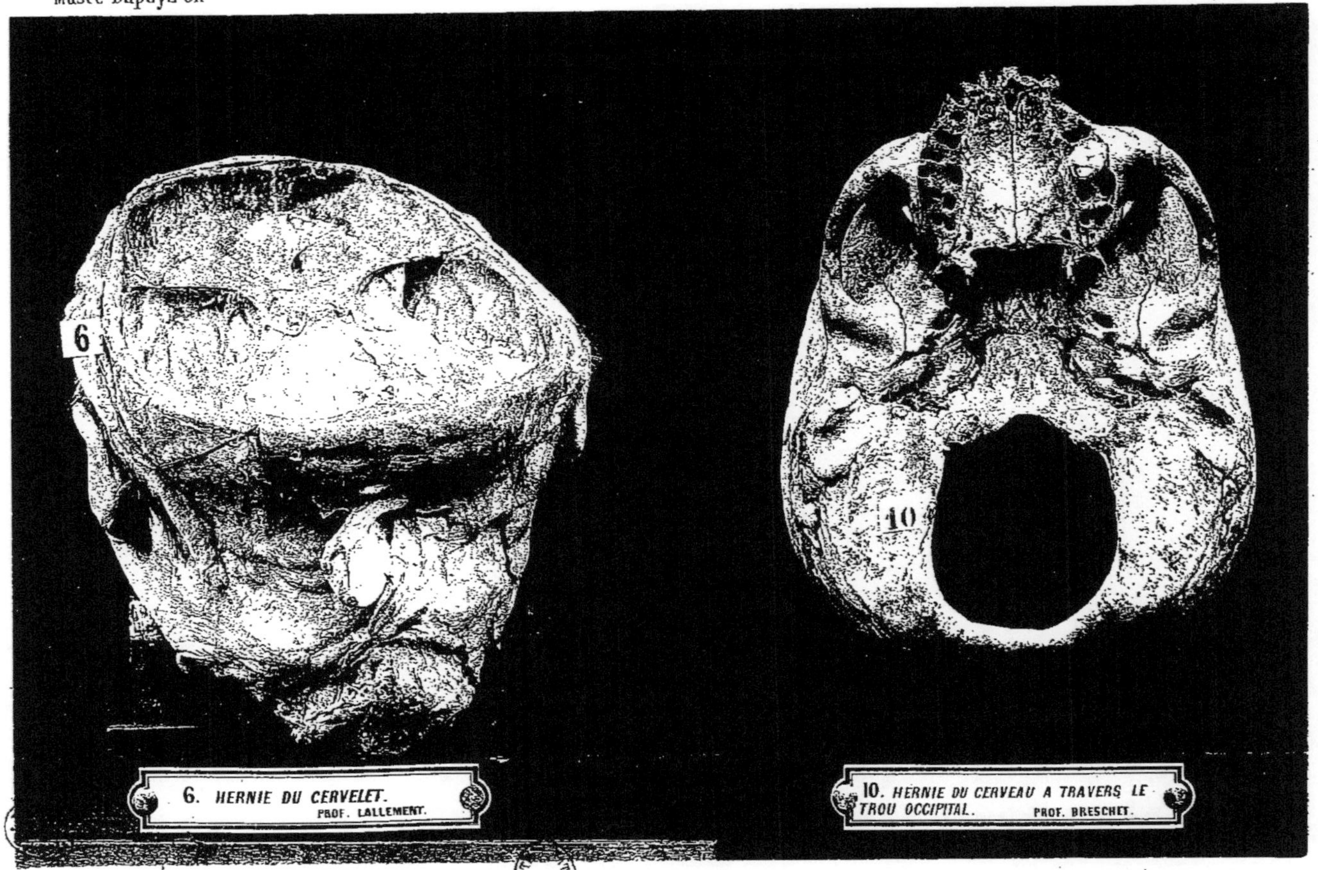

6

6. HERNIE DU CERVELET.
PROF. LALLEMENT.

10

10. HERNIE DU CERVEAU A TRAVERS LE TROU OCCIPITAL.
PROF. BRESCHET.

Phototypie, 15, quai Voltaire, Paris. PAUL DUPONT, Editeur. Cliché de Pierre Petit.

SYSTÈME NERVEUX

SPINA-BIFIDA ET HYDROCÉPHALIE

Musée Dupuytren

Planche N° 63

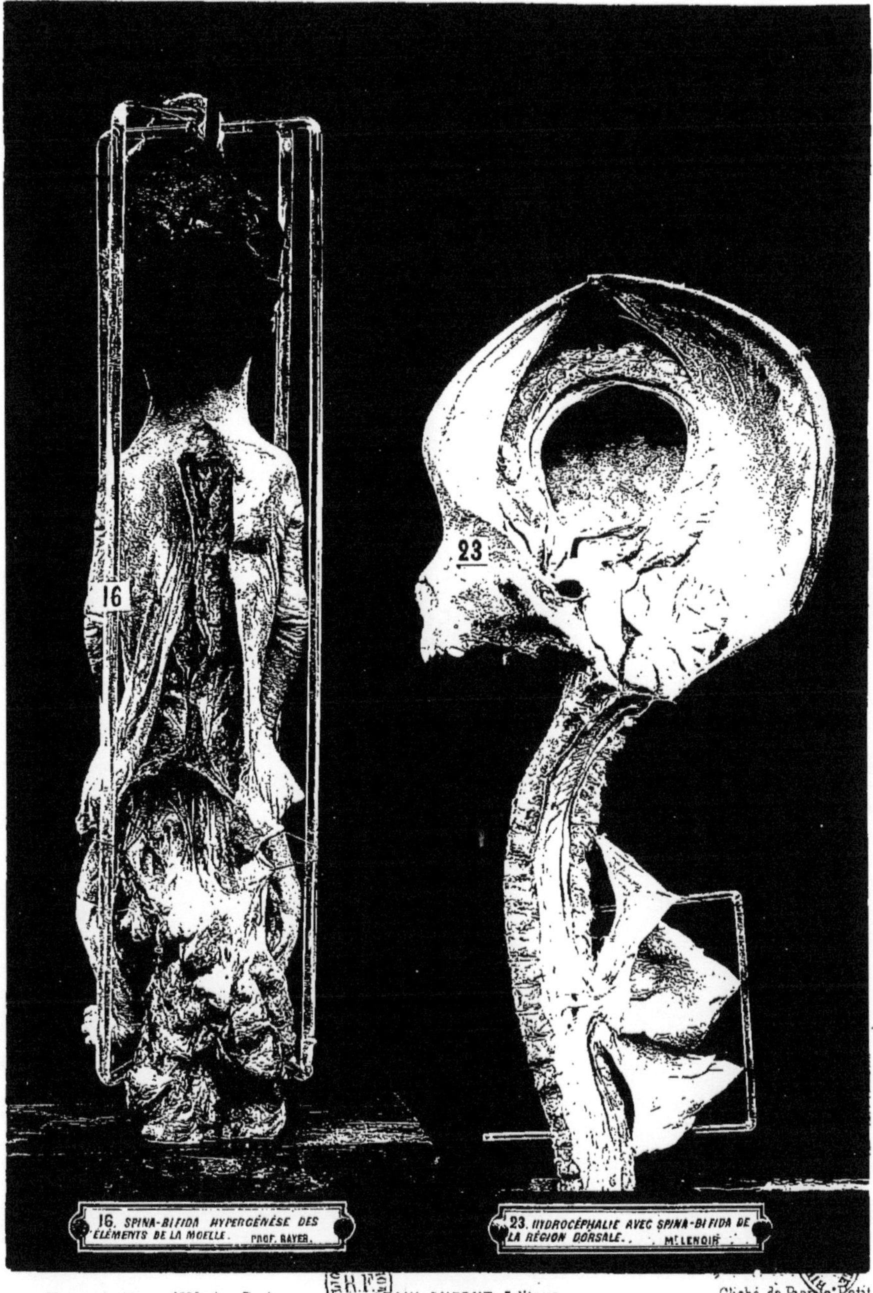

Phototypie, 15, quai Voltaire, Paris. PAUL DUPONT, Editeur. Cliché de Pierre Petit.

SYSTÈME NERVEUX

HÉMORRHAGIE CÉRÉBRALE ET ATROPHIE DU CERVELET

Musée Dupuytren

Planche N° 64

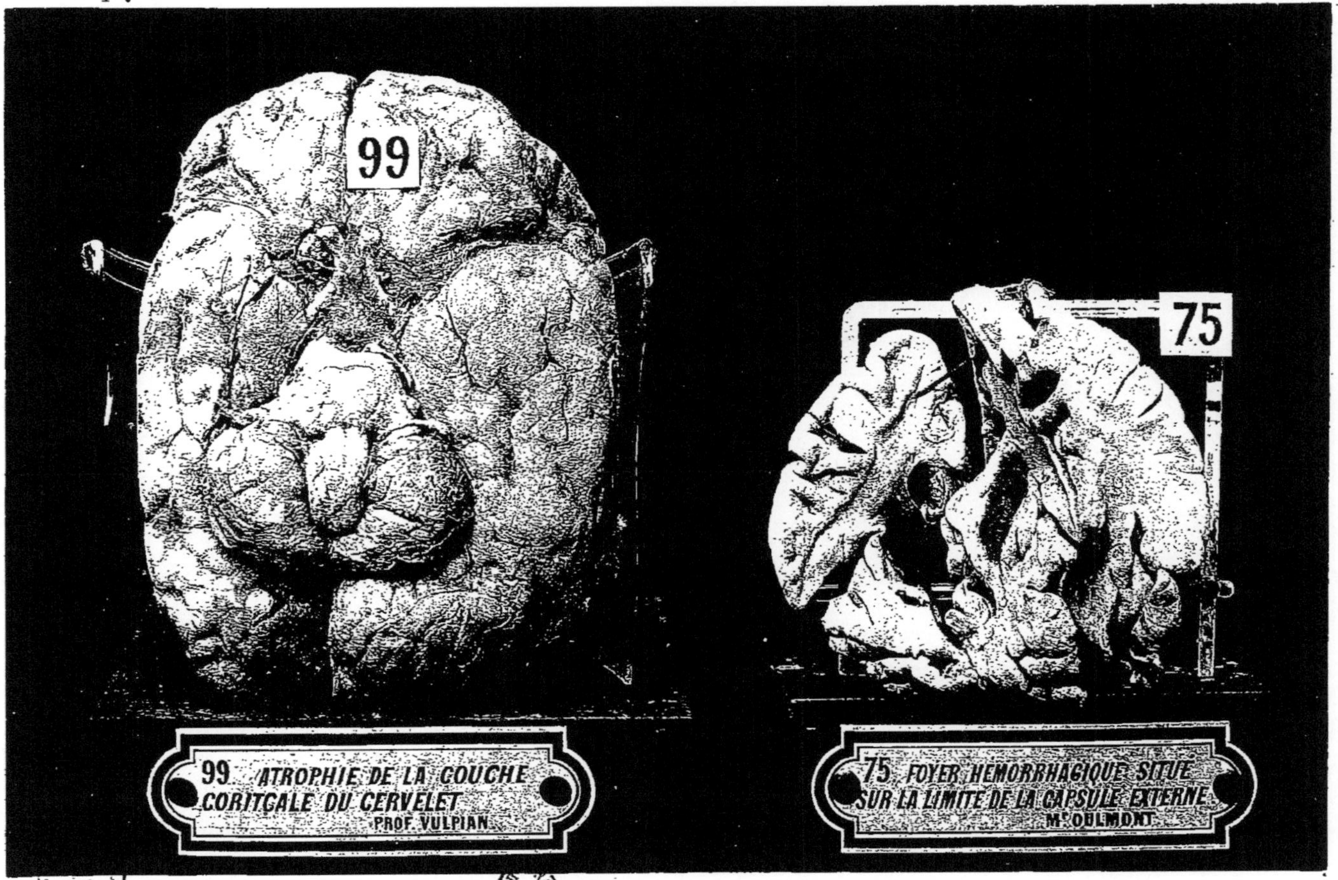

Phototypie, 15, quai Voltaire, Paris.

PAUL DUPONT Éditeur

Cliché de Pierre Petit

SYSTÈME NERVEUX

NÉVRÔMES DU PNEUMO-GASTRIQUE ET DES NERFS INTERCOSTAUX

Musée Dupuytren — Planche N° 65

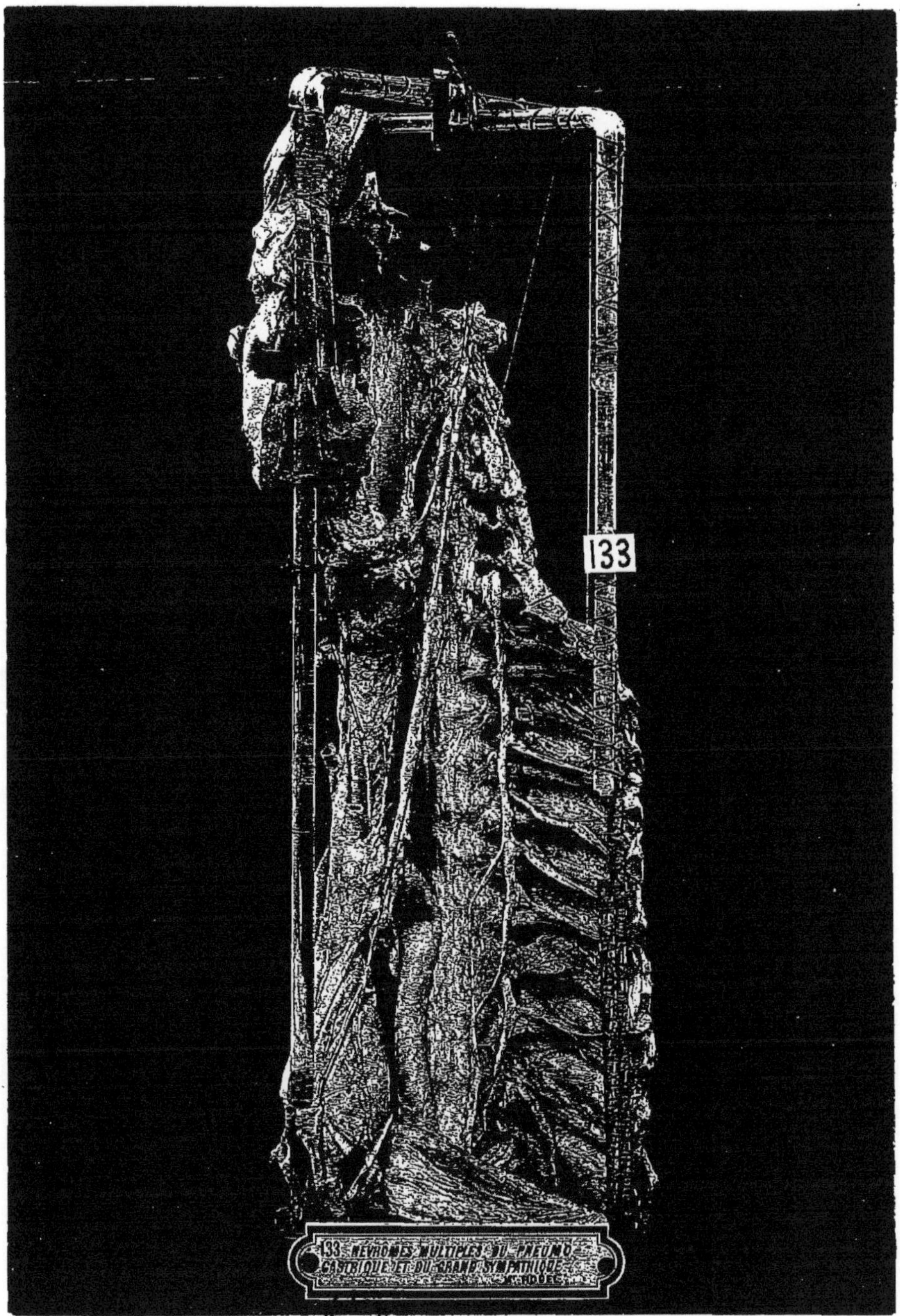

Phototypie, 15, quai Voltaire, Paris. 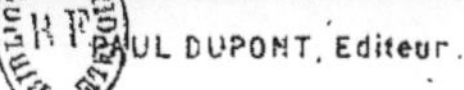 PAUL DUPONT, Editeur. Cliché de Pierre Petit.

SYSTÈME NERVEUX

NEVRÔMES DES NERFS DES MEMBRES SUPÉRIEURS ET INFÉRIEURS

Musée Dupuytren

Planche N° 66

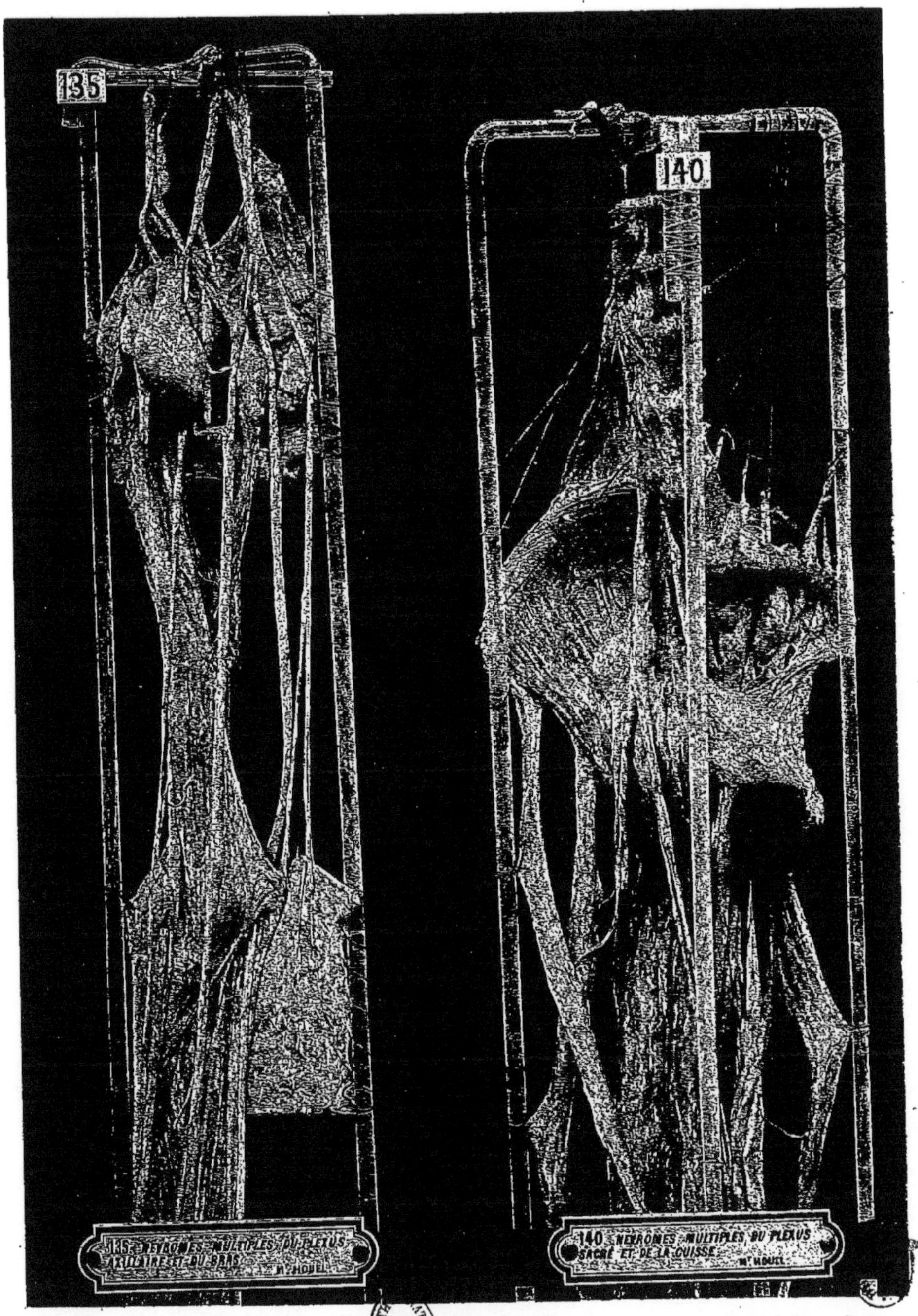

Phototypie, 15, quai Voltaire, Paris.

PAUL DUPONT, Editeur.

Cliché de Pierre Petit.

CATALOGUE DES PIÈCES

DU

MUSÉE DUPUYTREN

L'ordre suivi pour la classification des pièces dans le Musée sera observé dans la publication de ce Catalogue ; c'est par appareil ou système qu'elles ont été disposées, savoir :

1° L'appareil de la locomotion : système osseux ;
2° Le système musculaire ;
3° Le système nerveux ;
4° L'appareil des sens ;
5° L'appareil de la circulation ;
6° L'appareil de la digestion avec ses glandes annexes ;
7° L'appareil de la respiration ;
8° L'appareil génito-urinaire ;
9° Le système cutané et cellulaire ;

Enfin, une dixième division est consacrée aux monstres, et formera le volume de la tératologie.

Le CATALOGUE DU MUSÉE DUPUYTREN se composera de six à sept volumes, avec planches photographiées.

Les trois premiers volumes sont en vente.

Le tome Ier (texte et atlas). Prix : 16 francs.

L'Atlas comprend 31 planches reproduites d'après le procedé d'impression photographique de Thiel aîné.

Tome II (texte et atlas), 19 planches. — Prix : 12 francs.

— III (texte et atlas), 16 planches. — Prix : 12 francs.

Paris, Imp PAUL DUPONT, 41, rue Jean Jacques-Rousseau — 96.7.8

www.ingramcontent.com/pod-product-compliance
Ingram Content Group UK Ltd.
Pitfield, Milton Keynes, MK11 3LW, UK
UKHW012115240726
13965UKWH00004B/1791